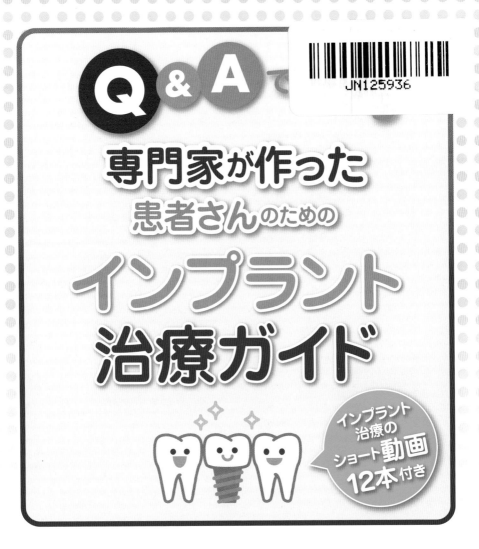

Q&Aで
専門家が作った
患者さんのための
インプラント治療ガイド

インプラント治療の
ショート**動画**
12本付き

CID Club
Center of Implant Dentistry

［監修］ 勝山英明

［著］大谷昌宏／小川秀仁／上浦庸司／川﨑雄一／千　栄寿
高野清史／林　秀一／北條正秋／堀　良彦／三上　格

クインテッセンス出版株式会社　2022

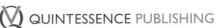

QUINTESSENCE PUBLISHING

Berlin | Chicago | Tokyo
Barcelona | London | Milan | Mexico City | Paris | Prague | Seoul | Warsaw
Beijing | Istanbul | Sao Paulo | Zagreb

JN125936

もくじ

はじめに　　　　　　　　　　　　　　　　　　　　　　　　　　　　　4

1章　インプラント治療をする前に知っておきたいこと

1-1　インプラントってなに？　　　　　　　　　　　　　　　　　　　6
1-2　インプラント治療ってどんなもの？　▶動画　　　　　　　　　7
1-3　インプラント治療って普及してるの？　　　　　　　　　　　　8
1-4　インプラントは一生ものなの？　　　　　　　　　　　　　　　9
1-5　インプラントの寿命は？　　　　　　　　　　　　　　　　　10
1-6　インプラントの治療費はどれくらい？　　　　　　　　　　　11
1-7　どういうインプラントがあるの？　　　　　　　　　　　　　12
1-8　インプラントの治療期間はどれくらいかかるの？　　　　　13
1-9　インプラントって痛くないの？　怖くないの？　　　　　　14
1-10　インプラント治療のリスクは？　　　　　　　　　　　　　15
1-11　インプラント治療で信頼できる医院や歯科医師の選び方は？　16

2章　インプラント治療のよいところってなんだろう？

2-1　歯を失った後にはどんな治療方法があるの？　▶動画　　　18
2-2　入れ歯、ブリッジ、インプラントのどれがいいの？　▶動画　19
2-3　入れ歯、ブリッジ、インプラントの寿命は？　　　　　　　20
2-4　インプラントってよくかめるの？　　　　　　　　　　　　21
2-5　インプラントは周りの歯と歯ぐきを助けてくれるの？　▶動画　22
2-6　インプラントで自分に自信がつくの？　　　　　　　　　　23
2-7　インプラント治療で認知症を予防できるの？＊　　　　　　24
2-8　インプラント治療で栄養状態はよくなるの？＊　　　　　　25
2-9　インプラント治療はフレイルを予防できるの？＊　　　　　26
2-10　インプラント治療で老化を予防できるの？＊　　　　　　　27
2-11　インプラントのコストパフォーマンスは？　　　　　　　　28

3章　私にはインプラントは向いてるの？

3-1　インプラント治療は簡単にできると聞きました。私は向いてますか？　30
3-2　金属アレルギーがありますが、インプラント治療受けられますか？　31
3-3　歯周病でもインプラント治療はできますか？　　　　　　　32
3-4　糖尿病でもインプラント治療はできますか？　　　　　　　33
3-5　血液サラサラのお薬を飲んでますがインプラント治療はできますか？　34
3-6　骨粗しょう症治療薬を飲んでいますがインプラント治療はできますか？　35
3-7　がんになったことがありますがインプラント治療はできますか？　36
3-8　妊娠中ですがインプラント治療はできますか？　　　　　37
3-9　何歳からインプラント治療は受けられますか？　　　　　38
3-10　喫煙しています。インプラント治療はできますか？　　　39
3-11　MRI検査やCT撮影はインプラント治療後にできますか？　40

＊：高齢者の方向け

4章　インプラント治療の概略と流れ

4-1	歯を抜いて、いつインプラントを入れられるの？	42
4-2	インプラント治療をするために必要な検査は？	43
4-3	インプラント治療をする前に決めることは？	44
4-4	治療費はどのようにして決まるの？	45
4-5	歯科医師はみんなインプラント治療ができますか？	46
4-6	インプラント治療の難易度は？	47
4-7	インプラント体を埋めた後、人工の歯はいつ入るの？	48
4-8	手術当日の流れは？	49
4-9	手術が終わった後の流れは？	50
4-10	人工の歯を作る手順は？ ▶動画	51
4-11	人工の歯の形式は？	52
4-12	入れ歯を安定させるためにインプラントは役立ちますか？ ▶動画＊	53
4-13	人工の歯の材質は？	54

5章　インプラント治療　潮流とトピックス！

5-1	インプラント治療にはどんな設備が必要なの？	56
5-2	やせたあごの骨は増やせますか？	57
5-3	インプラント体を埋め込む部位に骨が足りない場合は？	58
5-4	GBR ってなに？ ▶動画	59
5-5	ソケットリフト・サイナスリフトってなに？	60
5-6	リッジプリザベーション（歯槽堤保存術）ってなに？	61
5-7	前歯のインプラント治療は難しいと聞きましたが？	62
5-8	ガイドサージェリーってなに？	63
5-9	ナビゲーションサージェリーってなに？	64
5-10	フラップレス埋入ってなに？ ▶動画	65
5-11	抜歯と同時にインプラント体を埋められるの？ ▶動画	66
5-12	オールオン４ってなに？ ▶動画	67
5-13	インプラント体のチタン表面は老化するの？ ▶動画	68
5-14	ワンデイ（即日）インプラントってなに？ ▶動画	69
5-15	ザイゴマインプラントってなに？	70

6章　患者様へのお願い！　これだけは必ず守ってね

6-1	インプラント手術前に必要なこと	72
6-2	インプラント手術後の注意事項	73
6-3	インプラントの歯が入るまでに守ってほしいこと	74
6-4	インプラントを長く、安定して使うためには…	75
6-5	くいしばり、歯ぎしり、かみすぎてしまう、そんな時は…	76
6-6	インプラント治療後の体調の変化はお知らせください	77
6-7	インプラント治療を受けたら、医療費控除の申告を忘れずに！	78

執筆者一覧	79

はじめに

　歯科インプラント治療は世界的に歯科の重要な柱として高く評価されています。日本国内においても社会的に認知されてはいますが、先進諸国と比較した場合に歯を失った場合のインプラント治療選択の比率は数分の一と圧倒的に低いのが現状です。国内における教育制度、専門性、医療制度などさまざまな背景によると考えられますが、インプラント治療またその科学的背景（エビデンス）などの正しい情報が患者様に十分に伝わっていないことによります。

　患者様はインプラント治療に関し、Web 上などで氾濫するさまざまな情報に晒されています。その多くの情報はエビデンスが欠落しており、正しい判断を患者様が結論づけることは困難です。また、日本国内においてはインプラント治療を手掛ける歯科医師の数そのものは多いものの、専門的に行っている歯科医師の比率は諸外国と比較して圧倒的に少なく、歯科医師から伝えられる情報も偏っていたり、エビデンスに欠けたものであったりするという現状は否めません。

　本書はインプラント治療をより正しく知りたいという患者様の質問に対し、インプラント治療を専門的に行っている歯科医師がエビデンスに基づきお答えするというコンセプトです。よりわかりやすいように、年齢別の項目、関連動画に対するリンクも含んでいます。本書により、インプラント治療に関する患者様の疑問が一つでも解けますことを祈念します。

2022 年 9 月吉日
CID Club 理事長　勝山　英明

1章

インプラント治療をする前に知っておきたいこと

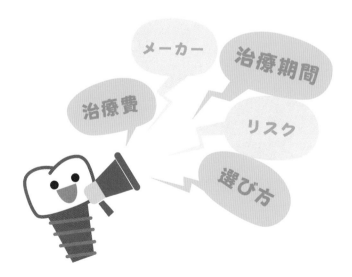

インプラントってなに？

骨に埋め込む人工の根（インプラント体）を支えにして、人工の歯を装着したものです。

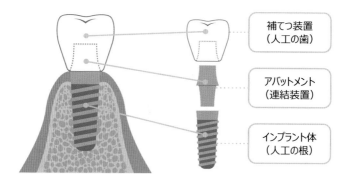

- 補てつ装置（人工の歯）
- アバットメント（連結装置）
- インプラント体（人工の根）

　インプラントは、骨と結合する生体材料（チタン合金やジルコニア）で製造されたネジ型の人工の根（インプラント体）と、その上に装着する人工の歯（補てつ装置）のパーツで構成されます。インプラント体と人工の歯の間にアバットメントと呼ばれる連結装置を用いることがありますが、各パーツにアバットメント構造が組み込まれた一体型のタイプもあります。

勝山英明，Laney WR（監修）．インプラント新辞典．東京：クインテッセンス出版，2010.

インプラント
治療の解説動
画はこちら▶

インプラント治療ってどんなもの？

失った自分の歯に代わってインプラント体を骨に埋めてかめるようにする治療です。

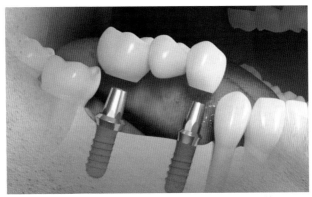

図：Straumann. Implantatgetragener Mehrzahnersatz より

　インプラントは、インプラント体をあごの骨に埋め込み、それを土台として人工の歯を装着してかみ合わせを回復する治療法です。インプラントを埋め込むと、骨とインプラント体は直接強固に結合（オッセオインテグレーション）して、かんでもぐらぐらせずに何でも食べられます。自分の歯と同様に定期的なメインテナンス（検診）をすれば長く使えます。

勝山英明, Laney WR（監修）. インプラント新辞典. 東京：クインテッセンス出版, 2010.

インプラント治療って普及してるの？

日本のインプラント普及率は欧米に比べて、どの年代もかなり低いです。

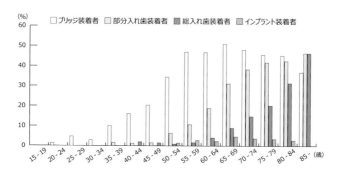

■補てつ物の装着の有無と各補てつ物の装着者の割合■

　歯への意識が高い欧米では、歯を失った際の治療法として多くはインプラント治療が選択されます。それは2章で述べるメリットを勘案してのことですが、日本では治療費が安い皆保険制度が主流のため、平成28（2016）年の厚生労働省の調査ではインプラントはどの年代も5%未満の普及率です。しかし近年、超高齢社会の日本でもご自身の健康のため65歳以上の普及率が増えてきています。

厚生労働省. 平成28年 歯科疾患実態調査の概要. 2017年6月2日. https://www.mhlw.go.jp/toukei/list/62-28.html（2022年5月30日アクセス）

インプラントは一生ものなの？

いいえ。一生ものではなく、定期的なメインテナンスが必要です。

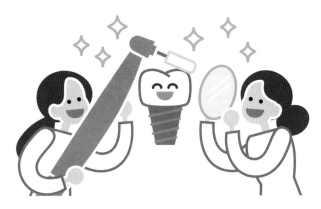

　インプラント体は丈夫で破損しにくいですが、人工の歯はかむことで擦れて減ったり、割れたりします。そのため修理や作り直しが必要になります。車でいえばタイヤや部品の交換にあたります。また、細菌が繁殖して歯周病になるとインプラント体の周囲の骨がやせて抜ける場合があるので、日々の手入れで口腔内を清潔に保つことが大切です。さらに、歯科医院で定期的な検診（メインテナンス）が必要です。車でいう車検みたいなものです。

日本口腔インプラント学会・日本歯周病学会. インプラントのメインテナンスに関する学会見解. 2018 年 5 月.
https://www.shika-implant.org/publication/opinion.html（2022 年 7 月 26 日アクセス）

1章　インプラント治療をする前に知っておきたいこと

インプラントの寿命は？

状況によりますが、１０年間の残存率は約96% です。

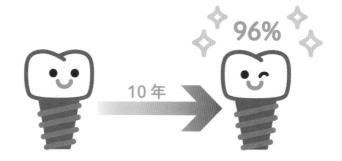

　インプラントの寿命（インプラントが生体から撤去するまでの期間）は、インプラント体が埋め込まれる場所や骨の状態、人工の歯の形態、また喫煙の有無や全身の健康状態によって影響を受ける可能性があります。さまざまな文献の統計によれば10年間経過しているインプラントの残存率は約96% であり、65歳以上の高齢者では約91%の残存率が報告されています。

Howe MS, Keys W, Richards D. Long-term (10-year) dental implant survival: A systematic review and sensitivity meta-analysis. J Dent. 2019 May;84:9-21.

インプラントの治療費はどれくらい？

インプラント 1 本の治療費は 40 〜 65 万円程度が相場です。

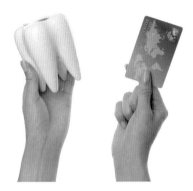

　治療費はインプラントの本数や手術方法で異なりますが、目安としてインプラント 1 本の治療費（人工の歯を含む）は 40 〜 65 万円程度が相場です。地域による差（都市圏で高くなる傾向）や、メーカーによる差（使用パーツの質や精度が高いプレミアムインプラントメーカーは安価にならない）があります。特別な状況を除き健康保険適用外診療のため全額自己負担ですが、医療費控除（6-7 参照）の対象になります。使用パーツの質や精度が悪いと予後に影響を受けますので、信頼性の高いメーカーを使用すると治療費は高くなります。

公益社団法人日本口腔インプラント学会．やっぱり大切！「かめる幸せ」をとり戻す あの素晴らしい歯をもう一度．東京：朝日新聞出版，2020．

どういうインプラントがあるの？

世界的には数百社のメーカーがありますが、数社が代表的です。

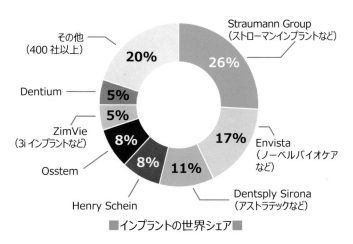

■インプラントの世界シェア■

Straumann Group（ストローマンインプラントなど）26%

Envista（ノーベルバイオケアなど）17%

Dentsply Sirona（アストラテックなど）11%

Henry Schem 8%

Osstem 8%

ZimVie（3iインプラントなど）5%

Dentium 5%

その他（400社以上）20%

　インプラントの長い歴史を創ってきたプレミアムインプラントと後発のインプラントに大別できます。プレミアムインプラントは世界シェアの半分以上を占めており、信頼性、開発力、企業継続、科学的データの点で安心できます。将来的なパーツの供給の観点などからも、プレミアムインプラントが安心といえます。インプラントを専門的に実践している歯科医院ではプレミアムインプラントを使用しています。

Straumann Group. 2019 Annual Report. Basel:Institut Straumann AG, 2020:27.（図の円グラフは Decision Resources Group と Straumann のデータに基づく情報であり、フィクスチャー、アバットメント、テンポラリーアバットメント、ヒーリングスクリュー、コーピングおよび関連製品を含む）

インプラントの治療期間はどれくらいかかるの？

お口の状態や治療方法によって、２～６か月以上と治療期間は異なります。

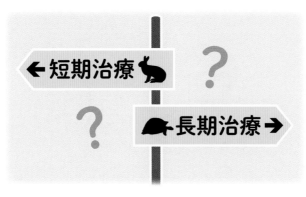

　お口の状態によって治療期間は異なります。歯周病の症状が進んでいる場合は、まず細菌の数を減らしてお口の環境を改善しないと感染リスクがあるので、すぐにインプラント手術に取りかかれません。また支えとなる骨が不足している場合は、骨を増やす処置から始めるため治療期間は長くなります。治療方法によっても期間が異なりますので、詳しくは４章をご参照ください。

インプラントって痛くないの？怖くないの？

効果的に局所麻酔や鎮静法を使うことで痛みや恐怖を軽減できます。

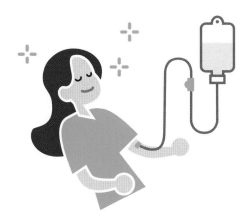

　手術中は局所麻酔を行うことで痛みを感じることはほとんどありません。手術後は痛み、腫れ、出血（内出血）などの症状を伴うこともありますが、これらの症状は数日でおさまります。手術がどうしても怖い方や有病者の方は、麻酔医の管理下で行う静脈内鎮静法を併用すればリラックスした状態で安全に手術を受けることができ、気がついたら手術が終わっています。

公益社団法人日本口腔インプラント学会（編）. 口腔インプラント治療指針 2020 検査法・診断からリスクマネジメントまで. 東京：医歯薬出版, 2020：51-4.

インプラント治療のリスクは？

インプラント治療には全身的リスクと局所的リスクがあります。

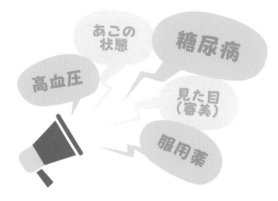

　インプラント治療は、外科処置を含むため一般的な歯科治療以上に全身への治療リスクの把握が必要であり、高血圧や糖尿病などの既往歴や飲んでいる薬によっては医科の主治医に問い合わせをします。局所的なリスクには、お口の中だけでなく、あごの関節や筋肉の状態、見た目（審美）に対するリスクの確認も重要になります。さまざまなリスクを治療前に抽出して安全なインプラントの治療計画を立てます。

公益社団法人日本口腔インプラント学会（編）．口腔インプラント治療指針 2020 検査法・診断からリスクマネジメントまで．東京：医歯薬出版, 2020.

インプラント治療で信頼できる医院や歯科医師の選び方は？

経験が豊富で専門性の高いクリニックやドクターを選びましょう。

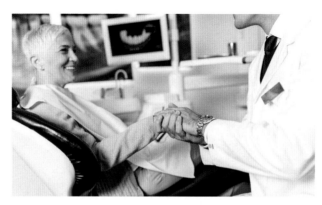

　インプラント治療は専門性の高い治療ですので、十分な研修を受けて専門知識や経験が豊富な歯科医師が在籍し、治療前の診査や治療計画を丁寧に説明してくれる医院が選ぶ基準となります。それには診療設備（CT など）の充実や、学会・スタディグループの参加や専門医資格の取得も判断ポイントになります。そして治療後のメインテナンス（定期検診）をきっちりしている医院でないといけません。インターネットの広告なども誇張情報でないか注意が必要です。

インプラント治療のよいところってなんだろう？

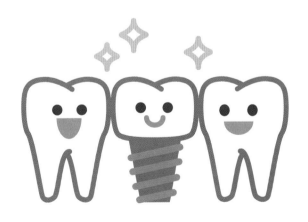

ブリッジとインプラントの比較動画はこちら▶

歯を失った後にはどんな治療方法があるの？

入れ歯、ブリッジ、インプラントの３つの方法があります。

入れ歯

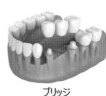
ブリッジ

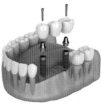
インプラント

❶入れ歯（部分入れ歯）

　歯が抜けた部分の歯ぐきに人工の歯がついたピンク色の床を乗せ、残っている歯に留め金（クラスプ）を掛けて安定させる方法です。清掃時は取り外して歯を磨きます。

❷ブリッジ

　なくなった歯の両隣にある歯を削り、それを支えにして一体型につながった人工の歯で橋渡しする被せ物です。セメントで接着する固定式であり、入れ歯のように取り外しはできません。

❸インプラント

　歯が抜けた部分に埋めたインプラント体を土台として、人工の歯を装着します。

公益社団法人日本口腔インプラント学会．入れ歯やブリッジとの違いは，教えて、インプラント治療ってなに．https://min-implant.jp/beginner/difference/（2022 年 5 月 16 日アクセス）

インプラント
ブリッジの動
画はこちら▶

入れ歯、ブリッジ、インプラントのどれがいいの？

それぞれに特徴がありますが、条件が合えばインプラントのメリットは大きいです。

	入れ歯	ブリッジ	インプラント
長所	• 周りの歯をほとんど削らなくて済む • 治療が短期間	• 固定式で違和感が少ない • 治療が短期間	• 硬いものもよくかめる • 見た目が自然で美しい • 周りの歯を傷つけない • あごの骨がやせない • 違和感がない
短所	• 違和感が大きい • 硬いものを食べにくい • 留め金が見えてしまう • あごの骨がやせる • お手入れ、管理が面倒	• 両隣の歯を削る必要がある • 両隣の歯に負担がかかる • 掃除が難しい	• 外科手術が必要 • 治療に期間がかかる • 保険が適用されないため、費用が高額

　残っている歯や歯が抜けた部分の状態によっても選択肢は変わります。その中でインプラント治療の特徴は、周りの歯や歯ぐきの負担を減らしてかむという機能に大きく貢献します。したがって、残っている歯の寿命も延ばせます。治療費用が他よりも高額になる点や、手術が必要である点を除けば、多くの場合、他の治療より優れています。

公益社団法人日本口腔インプラント学会．入れ歯やブリッジとの違いは．教えて、インプラント治療ってなに．https://min-implant.jp/beginner/difference/（2022 年 5 月 16 日アクセス）

2章　インプラント治療のよいところってなんだろう？

入れ歯、ブリッジ、インプラントの寿命は？

インプラントは他の方法より寿命が長く、周りの歯の寿命も延ばします。

	入れ歯	ブリッジ	インプラント
人工の歯の6年残存率	33.3%	77.4%	94.7%
前後の歯の10年残存率	56%	92%	99%

　各種人工の歯の6年間の残存率は、入れ歯33.3%、ブリッジ77.4%、インプラント94.7%です。

　歯が抜けた部分の前後に残っている歯の10年間の残存率は、

❶入れ歯の留め金（クラスプ）をかけている歯は56%

❷ブリッジを支えている歯は92%

❸インプラントは前後の歯に負担をかけないので99%

です。

　インプラントは、それ自体の寿命が長いですが、周りの歯の寿命も延ばすことができ、長期的にお口と体の健康に貢献して、生活の質が向上します。

Kurosaki Y, Kimura-Ono A, Mino T, Arakawa H, Koyama E, Nakagawa S, Nguyen HTT, Osaka S, Saeki M, Minakuchi H, Ono M, Maekawa K, Kuboki T. Six-year follow-up assessment of prosthesis survival and oral health-related quality of life in individuals with partial edentulism treated with three types of prosthodontic rehabilitation. J Prosthodont Res. 2021 Aug 21;65(3):332-9.
和田淳一郎. 補綴装置による弱体化した支台歯の活用と保護の両立を目指して. 日補綴会誌. 2022；14（1）：38-45.

インプラントってよくかめるの？

咬合力（かむ力）は自分の歯に匹敵し、入れ歯よりも約３倍しっかりかむことができます。

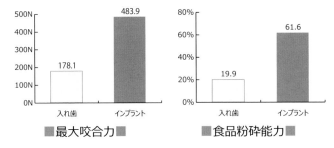

インプラントは自分の歯と同じくらいかむ力があり、『第二の永久歯』ともいわれています。また、入れ歯と比較してもかむ力および食品粉砕能力はインプラントの方が約３倍大きくなります。

しかし、天然歯には存在する圧力を感じるセンサーである歯根膜がインプラントにはないので、強くかみすぎる場合もあります。

Gonçalves TM, Campos CH, Gonçalves GM, de Moraes M, Rodrigues Garcia RC. Mastication improvement after partial implant-supported prosthesis use. J Dent Res. 2013 Dec;92(12 Suppl):189S-94S.

歯を抜けたままにする
とどうなるのかがわか
る動画はこちら▶

インプラントは周りの歯と歯ぐきを助けてくれるの？

はい。周りの歯と歯ぐきへの負担を減らして、長持ちさせることが可能です。

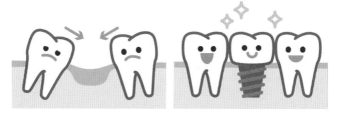

　歯を抜けたままにすると、隣の歯が傾いてきたり相対する歯が伸びてきて歯並びが悪くなり、むし歯や歯周病を引き起こしやすくなります。また、周りの歯への負担が大きくなり、残っている歯の寿命を低下させてしまいます。インプラントは、それら歯の移動や負担を減らす効果があります。さらに入れ歯の使用で見られる歯ぐきのやせもインプラントでは最小限にできます。つまりインプラントは、失った歯の代わりになるだけでなく、残っている歯や歯ぐきも守ってくれるのです。

公益社団法人日本口腔インプラント学会. 歯を失ったまま放置していませんか？教えて、インプラント治療ってなに.
https://min-implant.jp/beginner/lost（2022年5月16日アクセス）

2-6

インプラントで自分に自信がつくの？

はい。躊躇なく口を開けて笑えて、会話や食事を楽しめます。

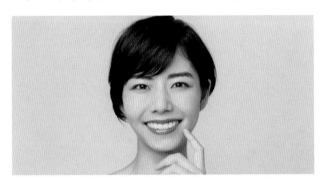

　お口にコンプレックスをもってる人生は何かと気づまりすることばかりです。自信がなくなり、ナチュラルな笑顔なんて難しい状態です。インプラントの特徴の１つとして「自然な美しさ」があります。まるで自分自身の歯が蘇ったような自然な歯並びと形態美の回復が可能です。人前で大きくお口を開けて笑えることにより、自信がみなぎり、人生の喜びをかみしめ、イキイキしたライフスタイルを取り戻すことができるのです。

2章　インプラント治療のよいところってなんだろう？

Wittneben JG, Wismeijer D, Brägger U, Joda T, Abou-Ayash S. Patient-reported outcome measures focusing on aesthetics of implant- and tooth-supported fixed dental prostheses: A systematic review and meta-analysis. Clin Oral Implants Res. 2018 Oct;29 Suppl 16:224-40.

インプラント治療で認知症を予防できるの？

はい。脳機能が活性化され、アルツハイマー型認知症の予防ができます。

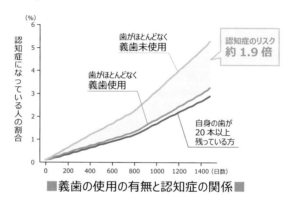

■義歯の使用の有無と認知症の関係■

歯がほとんどなくインプラントや入れ歯などの義歯を使っていない人は、義歯を使っている人や歯が20本以上残っている人に比べてアルツハイマー型認知症になるリスクが約1.9倍高いことが明らかになっています。また、脳機能の活性化は、インプラントの方が入れ歯より期待できるということもわかっています。つまり、インプラントでかむ機能を維持することはアルツハイマー型認知症の予防に効果が期待できるのです。

Yamamoto T, Kondo K, Hirai H, Nakade M, Aida J, Hirata Y. Association between self-reported dental health status and onset of dementia: a 4-year prospective cohort study of older Japanese adults from the Aichi Gerontological Evaluation Study (AGES) Project. Psychosom Med. 2012 Apr;74(3):241-8.

インプラント治療で栄養状態はよくなるの？

はい。食べられる食物の幅が広がるため、栄養バランスがよくなります。

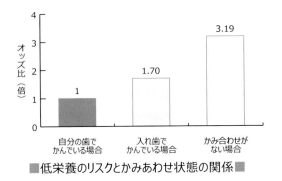

オッズ比（倍）

1

1.70

3.19

自分の歯で
かんでいる場合　　入れ歯で
かんでいる場合　　かみ合わせが
ない場合

■低栄養のリスクとかみあわせ状態の関係■

　歯が抜けているとかむ機能が低下するため、炭水化物などの比較的やわらかい食品の摂取が多くなりカロリーオーバーに陥りやすくなります。同時にタンパク質・ビタミン・ミネラル・食物繊維などあらゆる栄養素の摂取量が低下する傾向にあります。
　インプラント治療により咬合力（かむ力）と食品粉砕能力が大幅に回復し（2-4 参照）、硬い食材や細かい食材など多品目の食物摂取が可能となると栄養バランスがよくなっていきます。

Yoshihara A, Watanabe R, Nishimuta M, Hanada N, Miyazaki H. The relationship between dietary intake and the number of teeth in elderly Japanese subjects. Gerodontology. 2005 Dec;22(4):211-8.

インプラント治療はフレイルを予防できるの？

はい。フレイルの予防が可能となり要介護の予防にもなります。

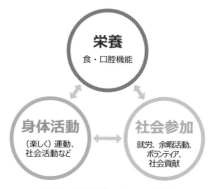

栄養
食・口腔機能

身体活動
（楽しく）運動、
社会活動など

社会参加
就労、余暇活動、
ボランティア、
社会貢献

■フレイル予防の３つの柱■

　フレイルとは「健康な状態と要介護状態の中間の段階」を指します。健康寿命の延伸およびフレイル予防のための３つの柱は、❶栄養、❷身体活動、❸社会参加です。インプラント治療により、❶摂取可能な食品の種類が増えて栄養状態がよくなり、❷しっかりかめることでお口周辺の筋肉量は維持され、❸自然な仕上がりなので社交的になります。つまり、インプラント治療は３つの柱に有利に働き、フレイル予防ひいてはその先にある要介護の予防も期待できます。

飯島勝矢. VII. 高齢者と社会（オーラルフレイルを含む）. 日内会誌. 2018 ; 107（12）: 2469-77.

インプラント治療で老化を予防できるの？

若々しいお口を保ち、健康寿命を延ばせます。

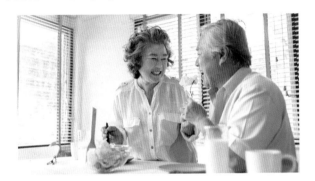

　アンチエイジング・ウェルエイジングといった健康と若さを保ちながら年を重ねるためには、お口の中の環境をよい状態で維持することが大切です。

　インプラント治療により、

❶栄養バランスがよくなります

❷お口周りの筋肉が維持されて若々しい顔貌になります

❸自分に自信がついて社交的になれます

❹転倒およびアルツハイマー型認知症も予防できます

　つまり、インプラントは身体的および精神的な老化を予防し、健康寿命を延ばすことができるといっても過言ではありません。

飯島勝矢．Ⅶ．高齢者と社会（オーラルフレイルを含む）．日内会誌．2018；107（12）：2469-77.

インプラントのコストパフォーマンスは？

長い目でトータル的に考えたら費用対効果の高い治療法です。

　インプラントは必ずしも一生ものではなく、整形外科領域の人工関節などと同様に、修理や交換を必要とする場合もあります。しかし、入れ歯やブリッジの寿命がインプラントよりも短いことを考えると、インプラント治療は機能的にもコストパフォーマンス的にも優れた治療法であるといえます。

　なによりもインプラントは周りの歯や歯ぐきの負担を減らし、健康寿命さえ延びる可能性を秘めていますので、その価値はプライスレスです。

Beikler T, Flemmig TF. EAO consensus conference: economic evaluation of implant-supported prostheses. Clin Oral Implants Res. 2015 Sep;26 Suppl 11:57-63.

3章

私には
インプラントは
向いてるの？

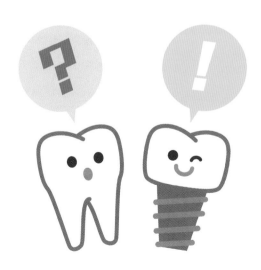

インプラント治療は簡単にできると聞きました。私は向いてますか？

埋める場所やその状況によって難易度や対応の仕方が異なります。

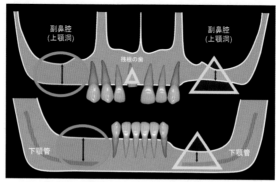

○：骨の高さや幅が十分ありインプラント治療に適している
△：骨がやせておりインプラント治療の難易度が高い

　インプラント治療はインプラント体を埋める場所の解剖学的状況によって異なります。例えば埋める場所の骨がないようであれば骨増生術（5-3 参照）を併用したり、上あごの奥歯であれば上顎洞（副鼻腔）の位置によって上顎洞底挙上術（5-5 参照）、抜歯と同時に行うことが可能であれば抜歯即時埋入（5-11 参照）、抜歯後に組織を温存させたい場合に行うリッジプリザベーション（歯槽堤保存術）（5-6 参照）などの手技を併用する可能性があります。

金属アレルギーがありますが、インプラント治療受けられますか？

チタンはアレルギーが出にくい素材であり、ほとんどの場合可能です。

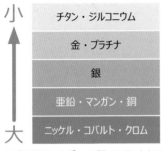

■金属アレルギーの起こしやすさ■

小　↑　大

| チタン・ジルコニウム |
| 金・プラチナ |
| 銀 |
| 亜鉛・マンガン・銅 |
| ニッケル・コバルト・クロム |

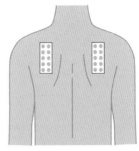

■パッチテスト■

　インプラント治療に使用されるチタンは99.9％のチタンから製造されており、大気中においてはその表面は不動態化された皮膜に覆われているために、金属イオンが溶け出しにくくなっているためアレルギー反応は出にくいといわれています。金属アレルギーがある場合は、パッチテストなどで確認する場合もあります。それ以外のアレルギーは通常は問題ありません。
　また、セラミック（ジルコニア）インプラントも海外では使用されることがありますが、頻度は非常に低いです（2022年現在日本では未承認）。

北川雅恵，大林真理子，長崎敦洋，柳沢俊良，他．インプラント術前検査としてのチタンアレルギー検査の意義．日口腔検会誌．2015；7（1）31-4.
Hosoki M, Nishigawa K, Tajima T, Ueda M, et al. Cross-sectional observational study exploring clinical risk of titanium allergy caused by dental implants. J Prosthodont Res. 2018 Oct;62(4):426-31.

歯周病でもインプラント治療はできますか？

歯周病のコントロールができていれば、インプラント治療は可能です。

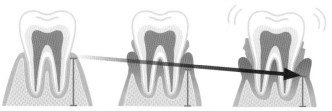

■歯周病が進行すると、歯を支える骨がとかされて歯がぐらぐらに■

　歯周病は、お口の中に細菌が増殖して、健康な歯ぐきや骨を破壊し、重症になると抜歯に至る病気です。インプラント治療を行う前に、歯周病の治療を行うことにより、お口の中の細菌を除菌して、感染を防ぐことが大切です。また、歯周病が原因で抜歯をするとインプラントを埋める部位の骨が脆かったり、やせたりして、追加の処置が必要になってくる場合があります（5-2参照）。

　むし歯で歯を失ってインプラントを埋めた場合より、歯周病になった患者様の方が長期的に再発のリスクが高いため、日々のセルフケアや歯科医院でのメインテナンス（定期検診）が大切です。

Roccuzzo M, Bonino F, Aglietta M, Dalmasso P. Ten-year results of a three arms prospective cohort study on implants in periodontally compromised patients. Part 2: clinical results. Clin Oral Implants Res. 2012 Apr;23(4):389-95.

糖尿病でもインプラント治療はできますか？

糖尿病の治療を行っており、コントロールされていれば可能です。

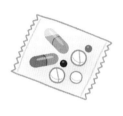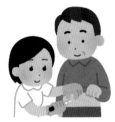

　糖尿病は、血管を脆くしたり、感染を抑えることができなかったり、傷の治りを悪くするなど、さまざまな問題点があります。また、糖尿病と歯周病は相互に悪影響をもたらす作用があり、特に注意が必要です。糖尿病は、糖尿病専門医を受診して、しっかりコントロールしてもらいましょう。目安は、HbA1c7.0%未満、空腹時血糖値 130mg/dL 未満、食後 2 時間血糖値 180mg/dL 未満です。

　糖尿病はインプラント体を埋め込む手術、および予後に対するリスクファクターです。糖尿病患者様はより口腔内の管理が大切になります。インプラント治療中や治療後に糖尿病の経過に変化があった場合は、速やかに主治医にお知らせください。

日本糖尿病学会．糖尿病診療ガイドライン 2019．東京：南江堂, 2019.
公益社団法人日本口腔インプラント学会（編）．口腔インプラント治療指針 2020 検査法・診断からリスクマネジメントまで．東京：医歯薬出版, 2020：22-3.

血液サラサラのお薬を飲んでますがインプラント治療はできますか？

ほとんどの場合可能ですが、薬の服用を一時的に止めることもあり、医科の主治医との確認が必要です。

❶血液サラサラのお薬（抗血小板薬・抗凝固薬など）を服用されている方は、出血傾向が高く血が止まりにくくなります。

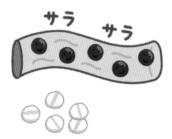

❷血栓の発症を防ぐために休薬（一時的に薬を止める）はせずに行うこともあります。

❸お薬の種類や服用状況などを医科の主治医に確認する場合があります。

❹インプラント治療は本数やオプションの治療によって、出血傾向が高い場合は、手術の回数を分けて行う場合があります。

❺止血に時間がかかるために手術時間が長くなることもあります。

❻休薬せずに行った場合、術後に顔などに皮下出血が見られるリスクが高くなりますが、自然と消失します。

公益社団法人日本口腔インプラント学会（編）. 口腔インプラント治療指針 2016. 東京：医歯薬出版, 2016.
渡部桃子, 鶴巻浩. 抗血栓療法中の患者に対するインプラント埋入手術の臨床的検討. 顎顔面インプラント誌. 2019；18（1）：23-8.

骨粗しょう症治療薬を飲んでいますがインプラント治療はできますか？

服用の状況によって治療ができる場合とそうでない場合があります。

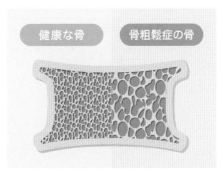

健康な骨　骨粗鬆症の骨

❶骨吸収抑制薬を長期間服用していると、歯科の外科処置を行った場合に顎骨壊死（がくこつえし）を発症することがあります。

❷骨吸収抑制薬の治療開始前に埋め込み、十分な口腔管理が行われている場合、インプラントは顎骨壊死発生のリスク因子とはなりにくいと考えられています。

❸骨吸収抑制薬の治療中、あるいは治療後に埋め込んだインプラントはリスク因子となる確率が高いので、骨吸収抑制薬を服用や投与（注射）している場合は医科・歯科連携により十分協議したうえでインプラント治療を進めるか否かを決定することが必要です。

公益社団法人日本口腔インプラント学会（編）. 口腔インプラント治療指針 2020 検査法・診断からリスクマネジメントまで. 東京：医歯薬出版, 2020：23-4.

がんになったことがありますが インプラント治療はできますか？

がん治療の内容や経過、時期によります。

❶寛解状態で全身状態が安定していれば、多くの場合、インプラント治療をすることは可能です。

❷インプラントを埋める予定のあごの骨に放射線治療を行っている場合は、適応外（禁忌）となります。

❸がん治療においても骨吸収抑制薬を使用する場合があります。その場合は、薬の種類、投与期間、投与方法などについて医科の主治医と協議のうえでインプラント治療を進めるか否かを決定することが必要です。

新美敦, 藤内祝, 上田実. 放射線照射症例におけるオッセオインテグレーテッドインプラントの応用. 頭頸部腫瘍. 1998；24（1）：44-9.
宮本郁也, 吉岡泉, 國領真也, 阿部亮輔, 角田直子, 山谷元気, 川井忠, 山田浩之. インプラント治療高齢患者に対する口腔内科的留意点：がんとインプラント治療の関係について. 日口腔インプラント誌. 2019；32（1）：14-9.

妊娠中ですがインプラント治療はできますか?

妊娠中に行うことはできますが、リスクがあります。

❶仰向けの態勢で治療を行うため、お腹を圧迫し、顔色が悪くなったり、意識障害が起こる場合があります。

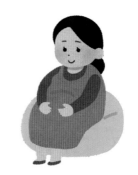

❷CTやX線撮影を行うと微量ですが放射線を浴びます。被曝量は基準値を遥かに下回っていますが、精神的に不安な場合は避けた方が無難です。

❸麻酔薬や術後の投薬で、母体または胎児に強く悪影響が出るわけではありませんが、リスクがゼロではないためできるだけ控えた方が安心です。

❹インプラント治療は治療期間が長いため、出産までに治療が終わらない可能性があります。

髙松潔, 宮田あかね. 臨床のヒント Q&A31 妊娠中の患者に対する歯科治療上注意すべき点, 知っておくべき点について教えてください. 特に観血処置後の投薬で注意することはありますか. 歯科学報. 2013 ; 113 (1) : 87-90.

何歳からインプラント治療は受けられますか？

顔の骨の成長が止まってから行います。一般的に20歳ぐらいといわれています。

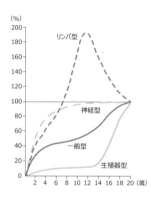

■Scammonの成長発育曲線■

　体の成長と発育が終了する時期は個人差がありますが、左のScammonの成長発育曲線が示すように、20歳ぐらいと考えられています。これがインプラント治療が可能な年齢の基準となります。

　一般的に顔貌の成長の停止は、

❶ 6か月間隔で頭部X線規格写真による観察で1年間変化がないこと

❷ 2年間で身長の変化が0.5cm/年未満であること

❸ 手根骨を観察すること

などによって確認できます。

　また、将来的にあごの骨の晩期成長にともない、インプラントの隣の歯が挺出してくるため、人工の歯との間に段差が生じてくる可能性があります。

公益社団法人日本口腔インプラント学会（編）．口腔インプラント治療指針2020 検査法・診断からリスクマネジメントまで．東京：医歯薬出版，2020：105．

喫煙しています。インプラント治療はできますか？

喫煙中でも治療を行うことはできますが、リスクが高くなります。

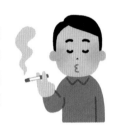

　インプラントの失敗率は非喫煙者と喫煙者を比較した場合、約1.5〜2倍の差があります。喫煙による歯周組織への影響は歯周病と同じくリスクとなります。

❶タバコの煙に含まれる一酸化炭素により傷の治りが遅くなります。

❷ニコチンにより毛細血管が収縮されて骨組織、歯肉組織への栄養供給が不足し、傷の治りが遅くなります。

❸ニコチンにより免疫の抵抗が下がってしまいます。

❹喫煙により唾液の分泌が減少し細菌の抑制が落ちてインプラント周囲炎になりやすくなります。

❺感染などのリスクが高くなるので禁煙・減煙をお勧めします。

❻加熱式タバコも紙巻きタバコと同様のリスクがあり、健康への影響が少ないかどうかは明らかになっていません。また、加熱式タバコは禁煙を阻害する可能性があります。

特定非営利活動法人日本歯周病学会 禁煙推進委員会（監）. 喫煙の歯周組織に対する影響. 日歯周誌. 2011 ; 53（1）: 40-9.
Bain CA, Moy PK. The association between the failure of dental implants and cigarette smoking. Int J Oral Maxillofac Implants. 1993;8(6):609-15.

MRI 検査や CT 撮影はインプラント治療後にできますか？

インプラント治療後でも MRI 検査や CT 撮影はできます。

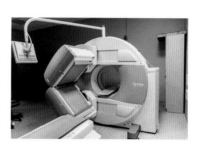

■ **MRI 検査**

① 大きな磁力を使った検査なので体内に金属があると、磁気を帯びて発熱を起こす可能性があります。

② インプラントの素材は非磁体性のチタンですので、磁気の影響はわずかです。

③ ただし、入れ歯を使用されている場合、入れ歯やインプラント本体に磁石や磁体性の金属を使用している場合は事前に外してからの検査となります。

■ **CT 撮影**

① レントゲンなどと同じような X 線撮影になりますので問題はありません。

② 撮影画像にアーチファクトといわれるノイズができることがあります。

小松知広, 伊東浩太郎, 村岡宏隆, 平原尚久, 岡田俊也, 一木俊吾, 板倉剛, 金田隆. 純チタン製口腔インプラント体とチタンジルコニウム合金製口腔インプラント体の MRI による金属アーチファクトの比較. 歯科放射線. 2020; 60（2）: 42-7.

4章

インプラント治療
の概略と流れ

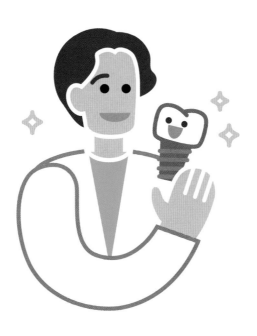

歯を抜いて、いつインプラントを入れられるの？

骨の状態に応じて、主に4つのタイプに分けられます。

抜歯 ……

タイプ❶
抜歯した当日に埋め込む

タイプ❷
歯ぐきが治った4～8週間後に埋め込む

タイプ❸
骨が部分的に治った12～16週間後に埋め込む

タイプ❹
骨が完全に治った6か月後に埋め込む

図：坂下英明. 抜歯のまえ 抜歯のあと コンプリートガイド .nico.2017;2:14-5 より

部位や歯のない数などさまざまな条件（4-6 参照）により治療プランを計画立案し、インプラント体を埋め込むタイミングが選択されます。

Dawson A, Chen S (eds).The SAC Classification in Implant Dentistry. Berlin: Quintessence Pub Co, 2009.
Buser D,Chen S,Wismeijer D（編）, 黒江敏史, 船越栄次（監訳）. ITI Treatment Guide Volume 10 審美領域におけるインプラント治療：単独歯欠損修復に関する最新の治療法と材料. 東京：クインテッセンス出版, 2018.

インプラント治療をするために必要な検査は？

全身の健康状態、お口全体、あごの骨の状態（CT）の検査などです。

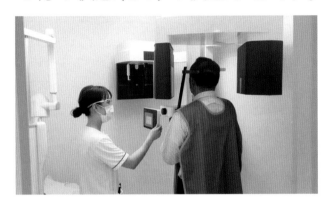

　安全確実にインプラント治療を受けるためには、健康状態を把握することが大切です。血液検査などの臨床検査を行い、持病などがある場合は、医科の主治医と連携します。さらに、むし歯、歯周病、かみ合わせなどお口の中全体の検査と、CT撮影によりあごの骨の形態を検査します。歯型をとってかみ合わせを診断し、あごの骨の情報と合わせて総合的に判断し治療プランを決めます。

公益社団法人日本口腔インプラント学会．やっぱり大切！「かめる幸せ」をとり戻す あの素晴らしい歯をもう一度．東京：朝日新聞出版，2020.

インプラント治療をする前に決めることは？

人工の歯の設計、インプラント本数、手術方法、治療期間、治療費などです。

```
ステップ❶
人工の歯の設計
        ↓
ステップ❷
インプラント本数
        ↓
ステップ❸
治療方法（手術方法・治療期間）
        ↓
ステップ❹
治療費
```

　最初に人工の歯の設計を主治医と決めます。どのような歯（4-11 参照）を入れるかによって、インプラント本数、手術方法などの治療内容が決まり、治療期間と治療費（4-4 参照）が決まります。

公益社団法人日本口腔インプラント学会. やっぱり大切！「かめる幸せ」をとり戻す あの素晴らしい歯をもう一度. 東京：朝日新聞出版, 2020.

治療費はどのようにして決まるの？

本数、人工の歯の種類、手術の内容や術者の技術力などによって決まります。

失った歯の本数

インプラント体 / 人工の歯の本数

付加的な手術（増生術）

人工の歯の形式
（固定式・取り外し式）

人工の歯の材質

■費用を左右するもの■

　インプラントは、上あご、下あご、見た目（審美）を優先すべき部位などを考慮し、その役割に応じた適正な本数・形状・サイズを決定します。また、インプラントメーカーによっても治療費は変わってきます。このように複数の要素から治療費が決定されます。

公益社団法人日本口腔インプラント学会（編）. 口腔インプラント治療指針 2020　検査法・診断からリスクマネジメントまで. 東京：医歯薬出版, 2020.

歯科医師はみんなインプラント治療ができますか？

難しい治療は、一部の専門の歯科医師しか対応できません。

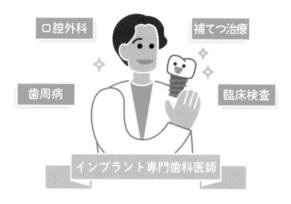

インプラント治療は手術が必須となるため、通常の歯科治療と比べると、高度で幅広い知識や技術が必要となります。口腔外科、補てつ治療、歯周病、臨床検査など、いくつもの分野にわたる専門的知識と治療技術が欠かせません。

上下のあごの両方に複数本のインプラントを埋め込む治療、骨再生誘導法（5-4 参照）、サイナスリフト（5-5 参照）などは高度な治療技術が必要なため、専門的な知識と技術のある歯科医師に診てもらうことをお勧めします（1-11 参照）。

公益社団法人日本口腔インプラント学会. やっぱり大切！「かめる幸せ」をとり戻す あの素晴らしい歯をもう一度. 東京：朝日新聞出版, 2020.
矢島安朝. 歯科大学教授が明かす 本当に聞きたい！インプラントの話. 東京：角川マガジンズ, 2013.

インプラント治療の難易度は？

骨や歯ぐきの状態、神経や上顎洞の位置、インプラントの本数などにより異なります。

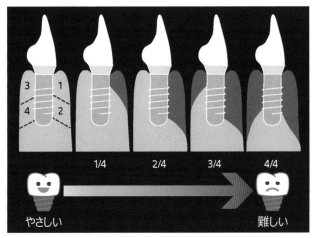

■インプラント体に対する骨のやせ具合の割合■

図：ITI Treatment Guide Vol.7.2014：83 より改変

　インプラント体を埋め込む場所の骨や歯ぐきの状況、神経や血管の位置関係、上あご奥歯の上にある副鼻腔（上顎洞）の位置、やせたあごの骨を増やす割合、インプラントの本数が多い場合や手法（5 章参照）などによって治療の難易度が異なります。

Chen S, Buser D, Wismeijer D（編）, 黒江敏史, 勝山英明, 船越栄次（監訳）. ITI Treatment Guide Volume 7 インプラント患者への歯槽堤増生術　段階的アプローチ. 東京：クインテッセンス出版, 2014：83.

インプラント体を埋めた後、人工の歯はいつ入るの？

手術当日に入れる場合もあれば、
３～４か月後に入れる場合もあ
ります。

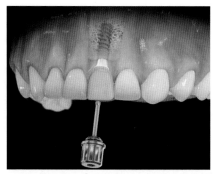

図：Straumann. Straumann® BLX Consistent Emergence Profile より

　インプラント手術後、インプラント体が骨と結合し
て安定するまでには、一定期間が必要です。通常は、
人工の歯を装着してかめるようになるまでには２か月
以上かかります。骨の高さや幅が不十分で、骨増生を
行った場合は、４か月以上かかります。
　失った歯の本数、人工の歯の形式、歯ぐきや骨の状態、
かみ合わせなど、条件によっては手術当日に仮歯を装
着する場合もあります（5-14 参照）。

Esposito M, Grusovin MG, Willings M, Coulthard P, Worthington HV. Interventions for replacing missing teeth: different times for loading dental implants. Cochrane Database Syst Rev. 2007 Apr18;(2):CD003878.
Chen S, Weingert D（著）, 勝山英明, 船越栄次, 塩田真（監訳）. 別冊 QDI 第 4 回 ITI コンセンサス会議議事録 世界初のデジタルインプラントデンティストリー文献考察. 東京：クインテッセンス出版, 2010.

手術当日の流れは？

体調を確認し、麻酔などの準備後に手術、術後にＸ線撮影による確認となります。

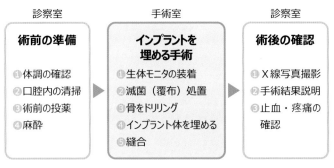

診察室	手術室	診察室
術前の準備	**インプラントを埋める手術**	**術後の確認**
①体調の確認 ②口腔内の清掃 ③術前の投薬 ④麻酔	①生体モニタの装着 ②滅菌（覆布）処置 ③骨をドリリング ④インプラント体を埋める ⑤縫合	①Ｘ線写真撮影 ②手術結果説明 ③止血・疼痛の確認

■一般的なインプラントを埋める手術の流れ■

　血圧測定などで体調を確認し、お口の中の清掃、痛み止めなどの服薬、手術する部位に麻酔をしてからスタートします。手術室に入り、生体モニタの装着と滅菌処理をします。歯ぐきを切開し骨をドリリングしてから、インプラント体を埋め込み、縫合します。術後にＸ線写真撮影を行い、手術結果の説明と止血を確認して終了となります。

4章　インプラント治療の概略と流れ

公益社団法人日本口腔インプラント学会（編）. 口腔インプラント治療指針 2020　検査法・診断からリスクマネジメントまで. 東京：医歯薬出版, 2020.

手術が終わった後の流れは？

当日は安静にしていただき、なるべく翌日には消毒、１〜２週後に糸を取ります。

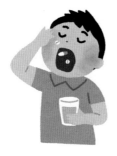 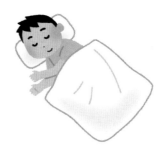

❶帰宅後、出血があれば清潔なガーゼなどで圧迫してください。

❷痛みや腫れがある場合は適度に冷やしてください。

❸お薬は、指示どおりに服用してください。

❹術後１〜２日は、飲酒、運動、長風呂、強いうがいなどは避けてください。

❺手術部位は安静に保つため、触れたり、ブラッシングをしないでください。

❻糸は７〜14日後に取ります。

❼術後２週間くらいは、安静にお過ごしください。

公益社団法人日本口腔インプラント学会（編）. 口腔インプラント治療指針 2020 検査法・診断からリスクマネジメントまで. 東京：医歯薬出版, 2020.

口腔内デジタルスキャナーを使用した手順の解説動画はこちら▶

人工の歯を作る手順は？

型取りをし、仮歯による確認後、最終の歯が完成します。

❶ 型取り

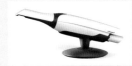

シリコンやデジタルスキャナーで歯やインプラントの位置を型取りし模型を作成します。

© 3Shape A/S

❷ 模型

模型上で歯の形態やかみ合わせに合った人工の歯を作ります。コンピュータで作る場合もあります。

❸ 仮歯

最終の歯を作る前に、高分子材料の仮歯を作り、お口の中に装着し、かみ合わせや使用感を聞いて形態を調整します。

❹ 最終の歯

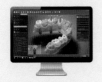

仮歯形態を基に CAD/CAM 技術を応用して、人工の歯（4-13 参照）を作ります。

© 2022 Institut Straumann AG

Wismeijer D,Barter S,Donos N（編）, 勝山英明, 黒江敏史, 近藤尚知, 船越栄次（監訳）. ITI Treatment Guide Volume 11 インプラント歯学におけるデジタルワークフロー. 東京：クインテッセンス出版, 2020.

4章　インプラント治療の概略と流れ

人工の歯の形式は？

セメント固定とスクリュー固定、固定式と取り外し式があります。

　インプラント体を入れる部位や本数により、人工の歯の固定法を選択します。

歯を1～数本失った場合

■セメント固定式
　人工の歯（クラウン）をセメントで固定する方法です。

図：Straumann. Einzeitige Knochenaugmentation und Implantatinsertion より

■スクリュー固定式
　ネジ（スクリュー）で留めて固定する方法です。

図：Straumann. Cementation Aid for Straumann® Variobase® for Bridge/ Bar Cylindrical より

歯が片あごに1本も残っていない場合

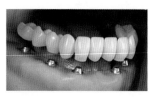

■固定式（ボーンアンカードブリッジ）
　人工の歯を連結したブリッジを固定する方法で、自分では外すことができません。

図：Straumann. Festsitzende Restauration mit 4-6 Implantaten より

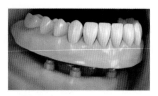

■取り外し式（オーバーデンチャー）
　入れ歯を2～4本のキャップで固定する方法で、自分で外して清掃する必要があります。

図：Straumann. Herausnehmbare Prothese mit Retentionsverankerung より

公益社団法人日本口腔インプラント学会. やっぱり大切！「かめる幸せ」をとり戻す あの素晴らしい歯をもう一度. 東京：朝日新聞出版, 2020.

オーバーデンチャーの解説動画はこちら▶

入れ歯を安定させるためにインプラントは役立ちますか？

少ない本数のインプラントでも入れ歯を安定させ外れにくくできます。

【上あご】　　　　　　　　　　　【下あご】

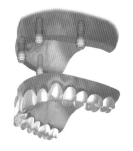 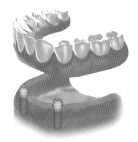

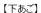

■入れ歯を安定させるインプラントを使ったオーバーデンチャー■

　インプラント上部と入れ歯の内面を専用のパーツで接合することで、取り外し式の入れ歯ながら安定してよくかめるようになります。インプラントの本数を少なくできるため治療費を抑えられます。入れ歯の外形により口唇が支えられるため、上唇にシワが出にくくなることや固定式のブリッジと比較して発音しやすくなることが期待できます。

公益社団法人日本口腔インプラント学会（編）. 口腔インプラント治療指針 2020　検査法・診断からリスクマネジメントまで. 東京：医歯薬出版, 2020.
Wismeijer D, Buser D, Belssr U（編）, 勝山英明, 船越栄次（監訳）. ITI Treatment Guide Volume4 インプラント歯学における荷重プロトコール. 東京：クインテッセンス出版, 2010.

4章 インプラント治療の概略と流れ

人工の歯の材質は？

セラミック、金属、高分子材料などがあります。

	セラミック	金属	高分子材料
重量（軽さ）	⚠	✕	◎
強さ	⚠	◎	✕
生体親和性	◎	⚠	⚠
舌触り	◎	⚠	⚠
見た目	◎	✕	⚠
味への影響	◎	✕	⚠
細菌付着	◎	⚠	✕
特徴	硬い、割れる、曲がらない、変質しない、変色しない	硬い、割れない、たわむ（曲がる）、さびる	柔らかい、すり減る, たわむ、多孔質（吸水）、変色する

表内写真 © 2022 Institut Straumann AG

歯のない部位やインプラントの本数などにより人工の歯の構造、強度や見た目などの必要条件が異なり、使用材料も異なります。セラミックと金属の複合体で作ることが主流ですが、近年はセラミックの一種で、耐久性に優れたジルコニアも使われています。仮歯は、加工しやすい高分子材料の樹脂が使われます。

公益社団法人日本口腔インプラント学会（編）. 口腔インプラント治療指針 2020 検査法・診断からリスクマネジメントまで. 東京：医歯薬出版, 2020.

5章

インプラント治療
潮流とトピックス！

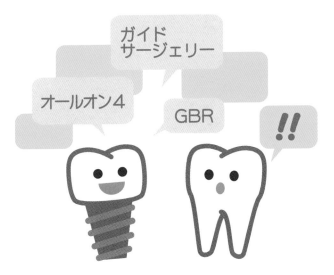

ガイド
サージェリー

オールオン4

GBR

!!

インプラント治療にはどんな設備が必要なの？

インプラント治療は高度な治療であり、さまざまな先進的な設備が必要です。

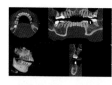

■CT
CT スキャンは 3 次元的に約 0.1 ミリ単位での骨格分析を可能とします。インプラント治療には不可欠です。

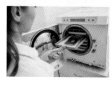

■滅菌システム
器具の滅菌は最重要であり、厳重な管理とクラス B といわれるハイレベルの滅菌器を必要とします。

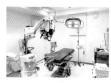

■手術室
インプラント手術には基本的に専用の手術室が必要です。難易度の高い状況ではより重要となります。

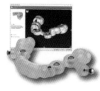

■コンピュータソフト
CT 撮影後、シミュレーションソフト上でインプラントを埋めるシミュレーションおよび手術用ガイドなどの設計を可能にします。

金田隆（編著），森進太郎，十河基文，月岡庸之，田中譲治，井汲憲治（著）．インプラント CT シミュレーションのすべて．東京：砂書房，2012.
公益社団法人日本口腔インプラント学会（編）．口腔インプラント治療指針 2020　検査法・診断からリスクマネジメントまで．東京：医歯薬出版，2020.

やせたあごの骨は増やせますか？

増やせますが、骨の形態、部位や選択する術式により難しさは異なります。

> さまざまなあごの骨の増やし方

■ GBR（骨再生誘導法）▶ 5-4 参照
■ ソケットリフト（垂直アプローチ）▶ 5-5 参照
■ サイナスリフト（側方アプローチ）▶ 5-5 参照
■ ブロック骨移植 ▶骨がやせて 4-6 の図のように、骨の 3/4 を失った場合に、骨を他の部位から採取し移植する術式です。

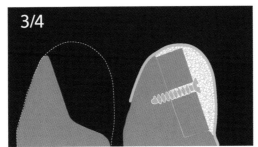

図：ITI Treatment Guide Vol.7.2014: 77 より

　やせて減ってしまったあごの骨を骨増生することは可能です。対象となる部位により術式と難易度が異なります。術式によっては複数回の手術が必要になる場合があるため、専門的な知識・技術・設備などが必要となります。

Chen S,Buser D,Wismeijer D（編）．ITI Treatment Guide Vol.3/Vol.5/Vol.7．東京：クインテッセンス出版, 2009/2013/2014.
Buser D,Chen S,Wismeijer D（編），黒江敏史，船越栄次（監訳）．ITI Treatment Guide Volume 10 審美領域におけるインプラント治療：単独歯欠損修復に関する最新の治療法と材料．東京：クインテッセンス出版, 2018.

インプラント体を埋め込む部位に骨が足りない場合は？

いろいろな骨増生術で骨を再生することができます。

骨の幅が不足している場合

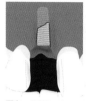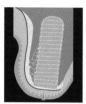

■骨再生誘導法（GBR）
　インプラント体を埋め込む場所に十分な骨がない場合に用いる骨増生術です（5-4参照）。骨補填材料と遮断膜を使用することが多いです。

図左：ITI Treatment Guide Vol.10. 2018:114 より
図右：ITI Treatment Guide Vol.7.2014: 32 より

骨の高さが不足している場合

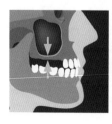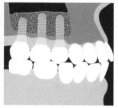

図：ITI Treatment Guide Vol.5. 2013:35,37 より

■ソケットリフト
　上顎洞（じょうがくどう）までの骨が少し足りない場合に用いる骨増生術です（5-5参照）。
■サイナスリフト
　ソケットリフトよりより多くの骨を作る必要がある場合に用いる骨増生術です。上あごの奥歯に用いられます（5-5参照）。

Chen S,Buser D,Wismeijer D（編）. ITI Treatment Guide Vol.5/Vol.7/Vol.10. 東京：クインテッセンス出版, 2013/2014/2018.

GBRの解説動画はこちら▶

GBR ってなに？

インプラント体を入れる部位に骨が足りない場合に行う骨再生誘導法です。

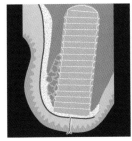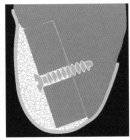

図：ITI Treatment Guide Vol.7.2014: 32,77 より

　埋めたインプラント体の一部が骨に覆われない場合、遮断膜と骨補填材料を用いて骨を再生させる空間を作ります。通常、骨の再生には 16 週間以上の期間を要します。術式は、インプラント体を埋め込むのと同時に行う場合（同時法：図左）と最初に骨増生のみ行い、骨が再生された後にインプラント体を埋め込む場合（段階法：図右）があります。個人差がありますが、術後は、腫れや発熱感、内出血があります。痛み止めでコントロールし、腫れや内出血は数日で治まります。

Schenk RK, Buser D, Hardwick WR, Dahlin C. Healing pattern of bone regeneration in membrane-protected defects: a histologic study in the canine mandible. Int J Oral Maxillofac Implants. 1994 Jan-Feb;9(1):13-29.
Buser D(ed). 20 Years of Guided Bone Regeneration in Implant Dentistry, Second Edition. Chicago:Quintessence Pub Co, 2009.

ソケットリフト・サイナスリフトってなに？

上顎洞までの距離が近くて骨が足りない場合に行う骨増生術です。

ソケットリフト（垂直アプローチ）

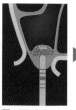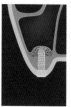

インプラント体を入れるために開けた穴から、上顎洞の粘膜を持ち上げて自分の骨または骨補填材料などを移植して、インプラント体を同時に埋め込みます。

図：ITI Treatment Guide Vol.5.2013: 48 より

サイナスリフト（側方アプローチ）

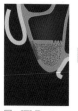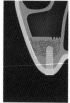

上あごの骨の横から窓のような穴を開けて、自分の骨もしくは骨補填材料などを側方から移植します。ソケットリフトより広い範囲で骨増生ができます。

図：ITI Treatment Guide Vol.5.2013: 51,52 より

　上あごの奥歯にインプラント体を埋め込むのに必要な骨の「高さ」が足りない場合に行う上顎洞底挙上術です。長年のデータに基づく有効性が確立された世界共通の術式です。

公益社団法人日本口腔インプラント学会（編）. 口腔インプラント治療指針 2020　検査法・診断からリスクマネジメントまで. 東京：医歯薬出版, 2020.
Chen S,Buser D,Wismeijer D（編）, 黒江敏史, 上浦庸司, 勝山英明, 船越栄次（監訳）. ITI Treatment Guide Volume 5 上顎洞底挙上術. 東京：クインテッセンス出版, 2013.

リッジプリザベーション（歯槽堤<ruby>（しそうてい）</ruby>保存術）ってなに？

歯を抜いた後に骨や歯ぐきがやせるのを防ぐ方法です。

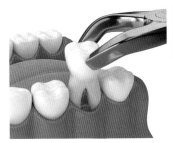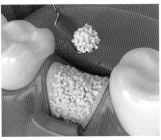

■リッジプリザベーション■

　一般的に、歯を抜くとあごの骨と歯ぐきは、傷の治癒にともないやせてしまいます。インプラントを埋める部位のあごの骨や歯ぐきがやせるのを最小限に抑える必要があります。リッジプリザベーションは、後の骨増生を回避したり、または最小限にすることを目的にした方法です。抜歯創面の縫合や骨補填材料の填入など、術式や使用材料はさまざまです。治療期間が長くなること、感染のリスク、コスト増などの欠点があります。

Chen S,Buser D,Wismeijer D（編），黒江敏史，勝山英明，船越栄次（監訳）. ITI Treatment Guide Volume 7 インプラント患者への歯槽堤増生術 段階的アプローチ. 東京：クインテッセンス出版，2014.
Buser D,Chen S,Wismeijer D（編），黒江敏史，船越栄次（監訳）. ITI Treatment Guide Volume 10 審美領域におけるインプラント治療：単独歯欠損修復に関する最新の治療法と材料. 東京：クインテッセンス出版，2018.

前歯のインプラント治療は難しいと聞きましたが？

はい。前歯は見た目が重要な部分なので、高度な処置が必要になります。

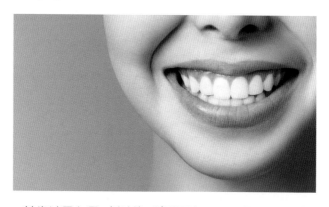

　前歯は見た目（審美）が重要なので、術前のあごの骨と歯ぐきの厚みと調和が大きく影響します。

　インプラント体を埋める手術や骨増生術が成功し機能的に問題なくても見た目の長い人工の歯になることがあります。この場合、追加手術として上あごから厚い歯肉を採取してインプラント周囲の歯ぐきに移植して改善させることがあります。

Buser D,Chen S,Wismeijer D（編），黒江敏史，船越栄次（監訳）．ITI Treatment Guide Volume 10 審美領域におけるインプラント治療：単独歯欠損修復に関する最新の治療法と材料．東京：クインテッセンス出版，2018.

ガイドサージェリーってなに？

手術用ガイドを使ってインプラント手術を行う手法です。

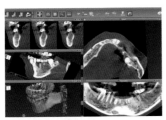

❶コンピュータソフトを用いてあごの骨の形態、神経の位置、かみ合わせを分析し、インプラントを埋める位置、インプラントの種類、サイズを設計します。

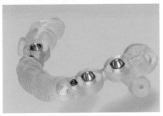

❷3Dシミュレーション設計データを基にサージカルガイドを作成します。

© 2022 Institut Straumann AG

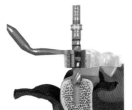

❸手術の時に、作成したサージカルガイドを歯ぐきのうえに固定し、インプラント体を埋め込みます。

© 2022 Institut Straumann AG

　この手術ガイドにより精度の高い手術の実現、手術時間の短縮や負担の少ない手術、さらにフラップレス埋入（まいにゅう）（5-10参照）が可能となる場合があります。

Wismeijer D,Barter S,Donos N（編）, 勝山英明, 黒江敏史, 近藤尚知, 船越栄次（監訳）. ITI Treatment Guide Volume 11 インプラント歯学におけるデジタルワークフロー. 東京：クインテッセンス出版, 2020.

5章　インプラント治療　潮流とトピックス！

ナビゲーションサージェリーってなに？

ドリルの位置をコンピュータ画面上で確認しながらインプラント体を埋め込む手法です。

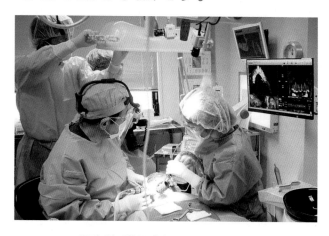

■歯科手術ナビゲーションシステム■
写真：PRD YEARBOOK2021.2021: 168 より

　手術中にドリルの位置をコンピュータの画面上でリアルタイムに追跡するガイデッドサージェリーの一種です。現在はサージカルガイド（5-8 参照）を用いる手法が主流ですが、今後の開発と発展が期待されます。

Block MS, Emery RW, Lank K, Ryan J. Implant Placement Accuracy Using Dynamic Navigation. Int J Oral Maxillofac Implants. 2017 Jan/Feb;32(1):92-9.

フラップレス
埋入の解説動
画はこちら▶

フラップレス埋入ってなに？

歯ぐき切開せずに、インプラント体を埋め込む手法です。

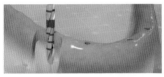
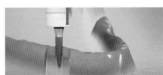
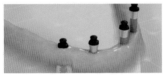

図：Straumann. Straumann® Mini Implant System Step by Step より

利点	欠点
小さな穴からドリルするので、出血や痛み、腫れが少ない	ドリルの時に注水が難しい
手術時間も短縮できる	インプラント体が正確な深さか（骨の中にすべて入ったか）確認しにくい
歯ぐきが下がりにくい	コストが高くなる（CTやサージカルガイドの費用別途）
通院回数や治療期間も減らせる	術者の技量がより求められる

　通常の術式に比べて、手術後のダメージが少ないというメリットがあります。埋める位置に十分な骨があること、神経や血管を損傷する危険性がないこと、サージカルガイドの併用など条件が揃った時に行える手法です。

Chen S,Weingart D（著），勝山英明，船越栄次，塩田真（監訳）．別冊QDI 第4回ITIコンセンサス会議議事録 世界初のデジタルインプラントデンティストリー文献考察．東京：クインテッセンス出版，2010.
Wismeijer D,Barter S,Donos N（編），勝山英明，黒江敏史，近藤尚知，船越栄次（監訳）．ITI Treatment Guide Volume 11 インプラント歯学におけるデジタルワークフロー．東京：クインテッセンス出版，2020.

抜歯と同時のインプラント手術の解説動画はこちら▶

抜歯と同時にインプラント体を埋められるの？

はい。状況によって抜歯と同時にインプラント体を埋めることができます。

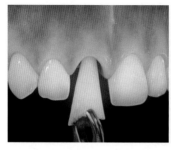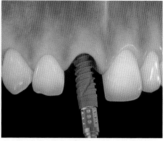

■抜歯したその日のうちにインプラント体を埋める■

図：Straumann. Straumann® BLX - Immediate anterior implant placement より

　歯を抜いた直後にインプラント体を埋め込む（抜歯即時埋入（そくじまいにゅう））ので治療期間の短縮ができます。手術が1回で済むというメリットがあります。

　歯を抜いた部位に十分な骨があること、周囲に感染がないこと、見た目のリスクがないこと、インプラント体の固定が得られることなど条件が揃った時に行える手法です。

公益社団法人日本口腔インプラント学会（編）．口腔インプラント治療指針 2020　検査法・診断からリスクマネジメントまで．東京：医歯薬出版，2020.
Chen S, Weingart D（著），勝山英明，船越栄次，塩田真（監訳）．別冊 QDI 第 4 回 ITI コンセンサス会議議事録　世界初のデジタルインプラントデンティストリー文献考察．東京：クインテッセンス出版，2010.

オールオン4ってなに？

歯が全くない状況で、4本のインプラント体で固定式の人工の歯を入れる手法です。

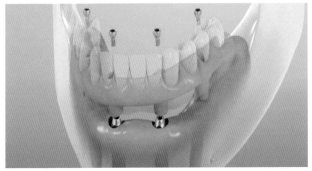

図：Straumann. Straumann Pro Arch Step by Step Overview より

　少ない本数で固定式のインプラントの人工の歯を入れることが可能であり、治療費の面でメリットがあります。

　オールオン4の寿命は、5本以上のインプラントを埋め込んだ場合と同等ですが、インプラント上部の人工の歯におけるトラブルの起こる割合が高いといわれています。十分な骨があること、インプラント体の固定が得られることなど条件が揃った時に行える手法です。

Chen S,Weingart D（著），勝山英明，船越栄次，塩田真（監訳）．別冊QDI 第4回ITIコンセンサス会議議事録　世界初のデジタルインプラントデンティストリー文献考察．東京：クインテッセンス出版，2010.

SLActive®
の解説動画
はこちら▶

インプラント体のチタン表面は老化するの？

はい。チタン表面は大気中ですぐに酸化し、炭素などが付着します。

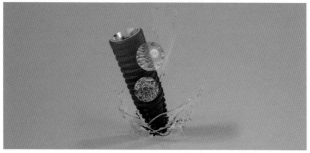

© 2022 Institut Straumann AG

　チタン表面は、大気中で一瞬にして酸化膜に覆われ、老化（エイジング）していきます。この酸化膜はインプラント体が骨と結合する期間を延長させます。

　この問題を補う技術として以下の2つがあります。

❶光機能化技術：高波長の光を発生させる機械で酸化膜を取り除きます。国内未承認であり、世界的に普及していません。

❷ SLActive®：窒素下で酸処理後、生理食塩水中に保存され超親水性が保たれます。骨の結合および難症例への対応に優れ、2003年より世界的長期成績が実証され、普及しています。

Pyo SW, Park YB, Moon HS, Lee JH, Ogawa T. Photofunctionalization enhances bone-implant contact, dynamics of interfacial osteogenesis, marginal bone seal, and removal torque value of implants: a dog jawbone study. Implant Dent. 2013 Dec;22(6):666-75.
吉成正雄：インプラント材料のQ&A 臨床の疑問に答える マテリアル編. 東京：医歯薬出版, 2017.

5-14

ワンデイインプ
ラントの解説動
画はこちら▶

ワンデイ（即日）インプラントってなに？

インプラント体を埋めた日に仮歯まで入れる手法です。

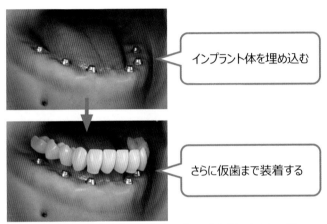

図：Straumann. Festsitzende Restauration mit 4–6 Implantaten より

　インプラントを埋め込むと同日に、あらかじめ作製しておいた仮歯を装着します。手術と同日に人工の歯が入るメリットがあります。通常の方法に比べて、インプラント失敗のリスクが高まる可能性があるため、患者様側の諸条件と歯科医師側の経験とスキルが求められます。

5章　インプラント治療　潮流とトピックス！

Wismeijer D, Buser D, Belser U（編）, 勝山英明, 船越栄次（監訳）. ITI Treatment Guide Volume 4 インプラント歯学における荷重プロトコール 無歯顎患者. 東京：クインテッセンス出版, 2010.
矢島安朝. 歯科大学教授が明かす 本当に聞きたい！インプラントの話. 東京：角川マガジンズ, 2013.

ザイゴマインプラントってなに？

上あごの骨が極端にない場合に、頰骨にインプラント体を埋める手法です。

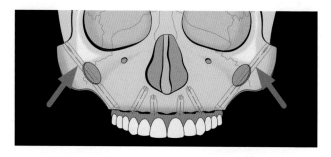

■ザイゴマインプラント使用の補てつ■

図：Zygomatic Implants：The Anatomy-Guided Approach.2012: 108 より

　上あごの骨が極端にやせて、通常の手法が行えない場合に、頰骨（ザイゴマ）を利用してインプラント体を埋め込み、同日に固定式のインプラントの人工の歯を入れることができます。通常のインプラント体の長さは 10mm 前後ですが、ザイゴマインプラントは 20mm 以上と長く、難易度の高い部位であるため、きわめて高いスキルが求められる限定的な手法です。

Aparicio C (ed). Zygomatic Implants：The Anatomy-Guided Approach. London：Quintessence Pub Co, 2012.

患者様への
お願い！
これだけは必ず
守ってね

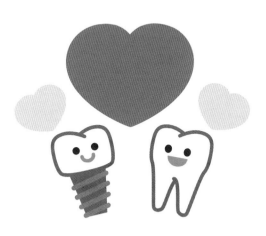

インプラント手術前に必要なこと

患者様の全身状態を把握し、手術前に必要なむし歯や歯周病などの治療を行います。

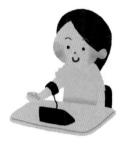
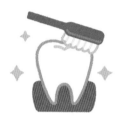

　インプラント治療を行う前には、まず患者様の全身状態をお聞きして、3章で示したようなインプラント治療の適応か否かを確認し、必要であればその処置や治療を医科の主治医と相談します。

　次にお口の中を拝見し、治療部位の状態を把握したうえで治療計画を立案します。またその前段階で口腔内を清潔に保つためにプラークや歯石の除去、口腔内の除菌を行う必要があります。必要であればむし歯治療や歯周病治療を進めていき、手術に臨みます。

公益社団法人日本口腔インプラント学会（編）. 口腔インプラント治療指針 2020　検査法・診断からリスクマネジメントまで. 東京：医歯薬出版, 2020.

インプラント手術後の注意事項

麻酔が切れるまでは食事を控え、飲酒は2～3日避け、当日の運動やお風呂も控えましょう。

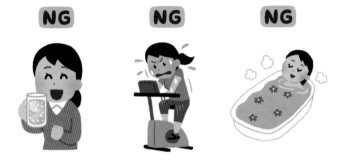

　手術直後は麻酔が効いているため感覚が鈍くなっており、食事をすると火傷や、頬・唇をかむ可能性があるので、麻酔が切れるまでの数時間は控えましょう。刺激物を避け、やわらかい食べもの（スープやお粥など）を食してください。食事をとる時は、傷口と反対の歯でかむようにしてください。抗菌薬と鎮痛剤が処方されますので、主治医の指示どおりに服用してください。飲酒は2～3日避けましょう。血行がよくなり痛みや出血の原因となります。当日の運動やお風呂も避けましょう。お風呂はシャワー程度に（4-9参照）。

公益社団法人日本口腔インプラント学会（編）. 口腔インプラント治療指針2020　検査法・診断からリスクマネジメントまで. 東京：医歯薬出版, 2020.

インプラントの歯が入るまでに守ってほしいこと

主治医やスタッフの注意事項・指示をしっかり守ってください。

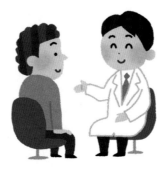

　インプラント治療中は、インプラント体はまだ骨と完全にくっついていません。インプラント体を入れた場所ではかまないようにしてください。油断してかんでしまい、インプラント体が動いて骨とくっつかなくなってしまう場合があります。また、気になって舌で触ったりするのもいけません。舌で押す力は強く、持続的に力で押されるとグラグラしてくることもあります。特に、インプラントに仮歯が入っているような時は、注意が必要です。かみ方や食べるものなど注意点の説明がありますので、主治医やスタッフの注意事項をよく守ってください。

インプラントを長く、安定して使うためには…

３～６か月に一度はメインテナンス（定期検診）を受けに通院してください。

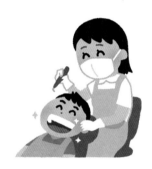

　インプラント治療は固定式や取り外し式の人工の歯が入ったら終了ではありません。長期的に使用するためにはメインテナンスが重要です。３～６か月に一度は、かかりつけの歯科医院を受診しましょう。お口の中の汚れのつき具合やＸ線写真撮影で確認して、問題が起きていないか確認してもらいましょう。インプラントも自分の歯と同じで、歯周病菌が増えるとインプラント周囲炎になります。悪くなってからでは手遅れになることが多いです。痛みが出る時は相当進行している時です。早めの受診が重要です。

くいしばり、歯ぎしり、かみすぎてしまう、そんな時は…

かみ合わせの調整やマウスピースを入れてバランスをよくして、負担を軽くしましょう。

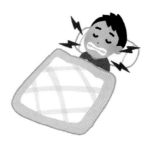

　歯が折れたことが原因で抜歯になってしまった方は、特に注意が必要です。無意識のうちに歯が折れてしまうほどの力が入っている証拠です。かみ合わせの調整をしてバランスを整えることが必要です。また、インプラント体が折れてしまったり、人工の歯が壊れたりと、治療終了後のトラブルの原因となります。その予防法として就寝時にマウスピースを装着し、歯やインプラント体にかかる力を軽減させます。くいしばりや硬い食べもの（スルメや干し芋など）を食べる時も要注意です。近年、過大なかむ力を改善するためのボツリヌス療法も注目されています。

古畑梓，古畑升，比企直樹，松田正道，三ッ林裕巳．顎関節症とブラキシズムに対するボツリヌス療法．日本ボツリヌス治療学会雑誌．2018；4：42.
古畑梓．歯科治療で活用しよう！ボツリヌス療法による新たな力のコントロール　そのエビデンスと 1,000 症例の臨床実績から．ザ・クインテッセンス．2022；41（1）：98-114.

インプラント治療後の体調の変化はお知らせください

インプラント治療後に病気やお薬の変更があった場合は、歯科医院スタッフにお知らせください。

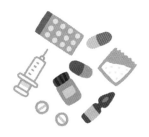

持病の病状が進行して、お薬が変わったり、体調に変化があったりした場合は、治療方針や定期検診の期間を変更する場合があります。

たとえば、

❶骨粗しょう症のお薬を飲んだり注射をするようになった時

❷血液サラサラのお薬を飲むようになった時

❸原因不明の症状がある時

❹糖尿病になったり、重症になった場合

❺抗がん剤治療などを行う予定の場合

など、主治医と相談して、患者様のお口の状態が、よりよいものになるように、スタッフ一同患者様に寄り添ってまいります。ぜひお知らせください。

公益社団法人日本口腔インプラント学会（編）．口腔インプラント治療指針 2020　検査法・診断からリスクマネジメントまで．東京：医歯薬出版，2020．

6章　患者様へのお願い！ これだけは必ず守ってね

77

インプラント治療を受けたら、医療費控除の申告を忘れずに！

確定申告をすれば1年間で最高200万円までの医療費控除を受けることができます。

所得税	
課税所得金額	税率
194.9万まで	5%
329.9万まで	10%
694.9万まで	20%
899.9万まで	23%
1,799.9万まで	33%
3,999.9万まで	40%
4,000万以上	45%

住民税	
課税所得金額	税率
一律	10%

※課税所得金額は1,000円未満の端数切り捨て

　確定申告を行うことで、❶所得税の還付と、❷翌年度の住民税減額を受けることができます。生計が一緒ならば医療費を夫婦で合算してどちらからでも申告ができます。医療費控除額は「実際に支払った1年間の医療費総額-10万円」です。たとえば、年収500万円の方が2本のインプラント治療（計100万円）を受けた場合、医療費控除による所得税の還付額は（100万円-10万円）×20％＝18万円となり、住民税は（100万円-10万円）×10％＝9万円が減額されます。

国税庁. No.1120 医療費を支払ったとき（医療費控除）. 2021年9月1日. https://www.nta.go.jp/taxes/shiraberu/taxanswer/shotoku/1120.htm（2022年7月15日アクセス）

執筆者一覧

[監修]
勝山英明（かつやま・ひであき）
医療法人社団さくら会 MM デンタルクリニック 理事長
日本口腔インプラント学会専門医・指導医、日本顎顔面インプラント学会指導医
一般社団法人 ITI ジャパン顧問、CID Club 理事長、ITI フェロー

[著者]
大谷昌宏（おおたに・まさひろ）
麻布十番商店街歯科
日本口腔インプラント学会専門医
CID Club 常任理事

小川秀仁（おがわ・ひでひと）
おがわ歯科クリニック 院長
CID Club 理事

上浦庸司（かみうら・ようじ）
医療法人社団 熊澤歯科 上浦歯科クリニック 院長
一般社団法人 ITI ジャパン常任理事、
CID Club 理事、ITI フェロー

川﨑雄一（かわさき・ゆういち）
医療法人 ORC 川崎歯科医院 院長
日本口腔インプラント学会専門医
CID Club 理事

千　栄寿（せん・えいじゅ）
せん歯科医院 院長
神奈川歯科大学 非常勤講師
CID Club 常任理事、ITI フェロー

高野清史（たかの・きよふみ）
ナチュール歯科 院長
日本臨床歯周病学会歯周インプラント指導医
CID Club 会長、ITI フェロー

林　秀一（はやし・ひでかず）
医療法人真和会 ファミリー歯科診療所 所長
日本抗加齢医学会専門医
CID Club 理事、ITI フェロー

北條正秋（ほうじょう・まさあき）
MY DENTAL CLINIC 院長
日本口腔インプラント学会専門医・指導医
CID Club 副会長、ITI フェロー

堀　良彦（ほり・よしひこ）
淡海（オウミ）デンタルクリニック 院長
CID Club 理事

三上　格（みかみ・いたる）
医療法人社団 みかみ歯科・矯正歯科医院 理事長
日本口腔インプラント学会専門医・指導医
CID Club メンバー、ITI フェロー

QUINTESSENCE PUBLISHING
日本

Q&Aでわかる

せんもん か つく かんじゃ ちりょう
専門家が作った患者さんのためのインプラント治療ガイド

2022年10月10日　第1版第1刷発行

監　　修　勝山英明
　　　　　かつやまひであき

著　　者　大谷昌宏 / 小川秀仁 / 上浦庸司 / 川﨑雄一 / 千　栄寿
　　　　　おおたにまさひろ おがわひでひと かみうらようじ かわさきゆういち せん えいじゅ
　　　　　高野清史 / 林　秀一 / 北條正秋 / 堀　良彦 / 三上　格
　　　　　たかのきよふみ はやしひでかず ほうじょうまさあき ほりよしひこ みかみいたる

発 行 人　北峯康充

発 行 所　クインテッセンス出版株式会社
　　　　　東京都文京区本郷3丁目2番6号　〒113-0033
　　　　　クイントハウスビル　電話(03)5842-2270(代表)
　　　　　　　　　　　　　　　(03)5842-2272(営業部)
　　　　　　　　　　　　　　　(03)5842-2276(編集部)
　　　　　web page address　https://www.quint-j.co.jp

印刷・製本　株式会社創英